LA FOLIE

VUE

A TRAVERS LES SIÈCLES

PAR

Le Dr F. LAGARDELLE

Médecin en chef de l'Asile des Aliénés
de Marseille

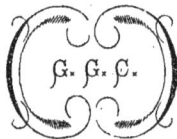

G. G. C.

DRAGUIGNAN

IMPRIMERIE ET LIBRAIRIE DE GIMBERT FILS, GIRAUD ET Cie
4, Place Claude Gay, 4

—

1877

LA FOLIE

VUE A TRAVERS LES SIÈCLES

(*Extrait du* Propagateur de la Méditerranée et du Var)

LA FOLIE

VUE

A TRAVERS LES SIÈCLES

PAR

Le Dr F. LAGARDELLE

Médecin en chef de l'Asile des Aliénés
de Marseille

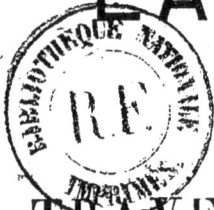

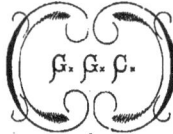

DRAGUIGNAN

IMPRIMERIE ET LIBRAIRIE DE GIMBERT FILS, GIRAUD ET Cie
4, Place Claude Gay, 4

—

1877

M. le docteur Lagardelle nous a honoré de deux communications du plus palpitant intérêt : 1° *La Folie et la Raison;* 2° *La Folie vue à travers les siècles.* La physiologie, la médecine et la philosophie surtout sont appelées à résoudre les hautes questions que pose notre illustre médecin; — qu'est-ce que l'âme? qu'est-ce qui constitue la raison? d'où vient la folie? Il prête à ces trois dames un langage digne d'elles, et, quand on les a entendues par l'organe de notre savant, on n'est surpris que d'une chose : la facilité avec laquelle on se plaît à accréditer certaines théories concernant la nature de notre principe pensant, à ériger en système de purs accidents organiques, et à en déduire des conséquences qu'on s'obstine à considérer comme des critères irrécusables (¹). Bien que l'esprit éminemment philosophique, qui guide M. Lagardelle dans ses discussions sur *l'Ame et ses rapports avec l'organisation vivante* soit de nature à ne froisser aucune idée *subjective,* nous aimons mieux écarter ce

(1) On appelle *critères* des motifs de crédibilité.

sujet où l'inconnu joue un grand rôle. Ombres de Descartes, de Bichat, de Cabanis, dormez en paix! Mais il nous serait difficile de taire certains phénomènes, dont l'étude consciencieuse, l'examen le plus attentif, peuvent entraîner les plus lumineux enseignements pour les esprits dégagés de toute prévention.

Un individu atteint de lypémanie (*lupe,* chagrin) est en proie à des illusions et à des hallucinations nombreuses. Un beau jour, poussé à bout par sa triste humeur, il se coupe la gorge avec un rasoir, met la clef de sa chambre dans sa plaie... sans ressentir la moindre douleur, et, ce qui plus est, il guérit promptement. Ce phénomène d'insensibilité et de résistance vitale, en d'autres circonstances, aurait fait crier au miracle, tandis que la science ne voit là dedans qu'un degré d'impressionnabilité plus ou moins prononcé, en rapport avec le tempérament ou l'état pathologique du patient.

En 1867, un cultivateur, dont l'esprit n'était ni fatigué, ni surexcité par l'étude, tout-à-coup est atteint d'hallucination. Croyez-vous qu'il rêve guérets, bêtes à cornes, riches moissons? Rien de tout cela, il vise plus haut. Notre homme a tout inventé; le monde lui appartient... Des miracles? il en fait en masse. Et comment non? Il est Jésus-Christ lui-même!

A côté de lui nous pouvons placer un domestique âgé de 18 ans, qui, à la suite d'une extrême maigreur contractée par un jeûne prolongé, s'agitait, criait, marchait à grands pas, se disait Jésus-Christ, *voyait* des anges qui lui parlaient (sans doute tels que les peintres nous les représentent) (¹).

Tel autre, un commis, entend continuellement des voix qui lui affirment qu'il est le nouveau Messie attendu par les Juifs. Ses projets sont immenses; il ne se propose rien moins que d'établir une religion universelle... Ses idées de grandeur se graduent, il est tour à tour *baron, roi,* enfin... DIEU! Un menuisier n'est pas moins extraordinaire : il est le Dieu créateur; il a réformé les lois; la terre lui appartient... Mais il a à lutter contre de méchants esprits qui le menacent de lui enlever sa puissance. Les foudroyer, les faire rentrer dans le néant, ce lui eût été facile, quand on est Dieu...

Mais non; il a créé pas mal de bons esprits qui le défendront contre ceux qui lui sont hostiles. Nous aurions nous-même à citer d'autres exemples, mais ceux que rapporte le livre de M. Lagardelle suffiront pour faire comprendre avec quelle circonspection on doit se prononcer sur tant d'extatiques, tant de visionnaires, lorsque la simple mais inattendue apparition d'un ami ou d'un membre de la maison, nous glace d'effroi.

M. le docteur Lagardelle observe, avec infiniment de sens, que toute folie, en général, se ressent des idées dominantes de l'époque qui la voit naître, ou

---

(1) Le Dʳ Lat... que nous avons connu, après la mort de son fils âgé de 14 ans, l'entendait tous les soirs jouer des airs de violon, *suaves*, dans le tuyau de la cheminée... Et il ne fallait pas rire quand il nous le racontait.

des habitudes logiques de la pensée : de là des idées de grandeur, des divagations religieuses que la régularité de leur intermittence accrédite auprès des personnes simples.

Nous laissons de côté les congestions tantôt sanguines, tantôt séreuses, qu'il assigne comme causes à certains délires dépressifs ou expansifs. Son *étude* mérite d'être lue par ceux à qui leur position fait souvent un devoir d'accourir auprès de tant d'hallucinés et de monomanes (¹). Discerner les limites qui séparent la raison de la folie, c'est *tout le nœud*.

Le savoir profond, le tact sûr, acquis par une longue expérience, donnent au docteur Lagardelle une autorité, dont tout médecin, jaloux de soulager l'humanité souffrante, doit tenir grand compte. Notre spécialiste est à la fois l'homme théorique et l'homme pratique. Nous lui savons trop de distinction d'esprit, une largeur de vues trop remarquable, pour qu'il ne nous pardonne pas quelques observations. Il n'est rien qui ne s'améliore en progressant. Si, de l'aveu de M. Lagardelle, la folie n'a été connue, étudiée et considérée que depuis peu comme un trouble dans l'harmonie des facultés, si la médecine mentale ne date que de quelques années, il nous est permis d'espérer que le traitement des aliénés, soustrait par sa haute perspicacité à l'abus et à l'exagération, sera abrégé dans sa durée. Ce qui y contribuera sera la *dynamisation* et en même temps l'atténuation des

---

(1) Ce qui la rend encore plus précieuse, c'est que chaque traitement est suivi d'une nécropsie du malade.

substances médicales, à l'abri des dangers qu'entraînent les hautes doses, ainsi que l'emploi d'une thérapeutique plus riche, trouvant son point d'appui — le seul vrai — sur l'expérimentation *pure* plutôt que sur les données obtenues *ab usu in morbis* ([1]). Mais n'est-il pas temps de donner la parole à notre éminent collaborateur?

D. ROSSI,

Directeur du Propagateur de la Méditerranée
et du Var.

([1]) Il n'y a pas de raisonnement qui puisse détruire un fait. En voici deux dont nous garantissons l'authenticité : Madame Gu... dans la commune de la F., à la suite d'un accouchement, fut atteinte d'une folie furieuse, il y a 10 ans. Elle brisait tout ce qu'on lui offrait, ou le lançait à la figure des étrangers qui l'approchaient. Son langage était obscène, et n'épargnait pas même le vénérable curé qui venait la visiter. Le traitement auquel on l'avait soumise, ne faisait qu'exaspérer sa folie. Insomnie complète pendant un mois, lorsque son mari eut recours à un autre médecin de ses amis qui la guérit en moins de 48 heures par l'aconit et la belladone à doses infinitésimales mais *dynamisées*. La belladone surtout produisit un étrange effet : un sommeil de 24 heures. Même traitement fut appliqué avec même succès à Madame Gar... il y a 15 ans. Pendant sa grossesse elle ne songeait qu'à s'envoler par la fenêtre, à crier à l'église où à assommer ses voisines à coups de poing.

LA FOLIE

VUE A TRAVERS LES SIÈCLES

PREMIÈRE ÉPOQUE

L'Egypte florissait par ses arts et ses sciences, lorsque la Grèce était encore plongée dans l'ignorance la plus complète.

Plusieurs des colonies qui émigrèrent en Grèce renfermaient des savants et des philosophes parmi lesquels se trouvait Esculape, sorti de Memphis. Les deux fils de ce demi-dieu, père des Asclépiades, se distinguèrent au siége de Troie, l'un faisant de la chirurgie, l'autre de la médecine.

La folie a été connue de toute antiquité, et, nous devons le dire à la honte des siècles les plus rapprochés de nous, les anciens avaient à ce sujet des idées justes remplacées plus tard par des hypothèses absurdes et dangereuses.

Les filles de Prœtus, roi d'Argos, couvertes de lèpre, devinrent folles. Cette folie atteignit comme une contagion la plupart des femmes d'Argos qui allaient toutes nues errer dans les bois avec les Prœtides.

Mélampus, médecin célèbre, les guérit de leur

folie en traitant la lèpre dont elles étaient couvertes.

Nous trouvons là une interprétation très-exacte et bien remarquable sur les folies sympathiques; (*sublata causa tollitur effectus*), ce vieil axiome, toujours vrai, fut bien compris et heureusement appliqué par Mélampus qui en fut largement récompensé en épousant une des filles du roi.

De cette époque, la folie était considérée comme une maladie, sinon incurable, du moins très-difficile à guérir, puisqu'on citait sa guérison comme un fait mémorable et exceptionnel.

La grande famille des Asclépiàdes avait fondé trois écoles dont une s'éteignit bientôt, tandis que les deux autres acquirent rapidement un grand renom.

L'école de Rhodes, qui n'avait pas de doctrine constituée disparut vite. L'école de Cos, qui devait produire plus tard le grand génie d'Hippocrate, étudiait sérieusement le pronostic, et l'école de Cnide cherchait surtout à déterminer le diagnostic, le siége et la nature des maladies; de là leurs nombreuses classifications.

Plus tard, Pythagore fonda en Italie une école qui fit faire à la médecine de véritables progrès.

Pythagore plaçait dans le cerveau le siége de l'âme et tendait à adopter, pour toutes ses recherches, la méthode expérimentale.

Depuis la guerre de Troie jusqu'à la conquête du Péloponèse, époque à laquelle vint le grand génie d'Hippocrate qui appartenait à la famille des Asclépiades, la médecine semble éprouver un temps d'arrêt, les mêmes doctrines se perpétuent et les études faites à ces époques, qui ont du reste peu produit, nous sont presque complètement inconnues.

Les notions historiques exactes ne paraissent pas remonter bien au-delà d'Hippocrate, qui a su profiter merveilleusement des nombreux matériaux amassés par ses devanciers, résumer et compléter toutes les études de ses ancêtres, et constituer un corps de doctrines, première base des sciences médicales.

Le naturisme, que nous appelons hippocratisme, tant ce grand génie s'est identifié avec sa doctrine qui a traversé les siècles, était la source vive d'où jaillissaient les vastes conceptions médicales du vieillard de Cos.

Pour lui, les affections mentales, ainsi que toutes les névroses dont il ignorait la nature, mais auxquelles il n'attachait aucune idée mystique, devaient être considérées comme des maladies au même titre que toutes celles qu'il décrivait et étudiait surtout au point de vue du pronostic.

Il dit fort bien que l'épilepsie, qu'on appelait maladie sacrée, n'avait rien de divin. S'il ne pouvait se rendre compte des manifestations étranges de la folie, il ne voulait admettre d'autres explications de ces phénomènes que celles fournies exclusivement par les sciences médicales, et cependant Hippocrate était un philosophe.

Celse et Arétée, le chef des pneumatistes, n'ont ajouté aux connaissances des anciens que des notions plus concises, plus générales et des observations plus complètes en ne faisant pas jouer un rôle exclusif aux *excreta* qui dominaient toute la symptomatologie et le pronostic des observations d'Hippocrate. Arétée plaçait dans le cœur le foyer du pneuma; cette hypothèse, quoique fausse, a été la cause principale de la concision et de l'exactitude de ses observations.

Au II⁰ siècle, Galien, cette grande figure médicale, établit une distinction entre l'âme rationnelle qu'il place dans le cerveau et l'âme irrationnelle; ce qu'il appelle l'esprit animal siége dans le cerveau, l'esprit vital dans le cœur et les sensations dans les viscères.

Cœlius Aurelianus, méthodiste par excellence, donne, dès le III⁰ siècle, une bonne description de la manie, mais il indique malheureusement une source d'erreurs bien fatales qui se sont perpétuées à travers les siècles. Il admet deux sortes de fureurs, l'une provenant du corps et constituée simplement par une affection organique, l'autre de nature surnaturelle, inspirée par Apollon et favorisant ceux qui en étaient atteints du don de prophétie. De là ces idées de possessions, ces opinions déplorables qui, au détriment de la science et à la honte de l'intelligence humaine, ont ensanglanté le moyen-âge.

Paul d'Egine, au VII⁰ siècle, s'occupe fort peu des affections mentales et se borne du reste à copier ses prédécesseurs.

Mais les arabistes, sans faire de l'aliénation mentale une étude spéciale, pressentent déjà les folies sympathiques. Ils placent le siége de cette affection dans différents viscères, tels que le foie, la rate, etc.

Dès ce moment jusqu'au XV⁰ siècle, la médecine traverse une longue période d'ignorance et de barbarie.

DEUXIÈME ÉPOQUE

—

DU XVᵉ SIÈCLE A LA RÉVOLUTION

En parcourant avec attention l'histoire philosophique de la médecine, on ne tarde pas à voir com-
bien les influences pathogéniques, dont nous ne
pouvons parfois juger que les effets, ont subi à travers les siècles des modifications nombreuses et
profondes sous l'empire de circonstances variables
et mobiles à l'infini.

Comme les conditions sociales de l'existence des
peuples, les institutions et les mœurs qui se trans-
forment et s'effacent, les maladies subissent la loi
des révolutions naturelles et les caprices de l'intelligence humaine.

Cuvier a quelque raison de dire que de même qu'il
y a des animaux et des végétaux fossiles, il doit y
avoir des maladies historiques.

Les conditions nouvelles donnent naissance à des
maladies qui remplacent celles qui disparaissent,
aussi voit-on à des époques variables, de grandes
épidémies qui surgissent et offrent toujours des ca-
ractères particuliers pour chaque époque.

Ce qu'il est surtout facile de voir en étudiant l'histoire médicale, ce sont les amendements et les modifications subis par certaines maladies qui, malgré

l'action puissante du temps, n'ont encore rien perdu de leur nature primitive.

Si, comme on l'a dit, chaque siècle avait fourni sa tâche et accompli le devoir d'augmenter progressivement le butin de la science, nous n'assisterions pas, en étudiant l'histoire, au triste spectacle d'édifices qui à peine élevés sont détruits aussitôt, pour être remplacés par d'autres destinés au même sort.

Tandis que les savants du XVe et du XVIe siècle, admirateurs enthousiastes du passé, n'admettaient que ce qui avait été légué par les anciens, on voit leurs successeurs et même leurs contemporains produire tout-à-coup une réaction violente par laquelle on oublie avec empressement toutes les traditions pour se livrer à corps perdu dans l'observation et rassembler sans méthode les prétendues richesses du présent, destinées à constituer de nouvelles bases pour l'édifice de la science médicale.

Si l'érudition médicale guide nos jugements, modifie nos préventions, dirige nos appréciations, lorsqu'elle est consultée exclusivement, elle frappe de stérilité toutes les recherches, tend à enrayer le progrès et devient aussi nuisible, lorsqu'elle est exclusive, qu'elle doit être utile lorsqu'on sait la modérer.

L'étude de la folie subit dès le commencement de cette période une déviation déplorable sous l'influence des idées théologiques du temps, qui dominaient du reste la plupart des sciences naturelles.

Les saines traditions du passé sont méconnues ou méprisées pour faire place aux idées mystiques, aux interprétations religieuses et surnaturelles, toutes les

fois qu'il s'agit de questions purement pathologiques;
on croit créer du nouveau et on puise dans les époques reculées de l'ignorance. On puise à pleines
mains dans les bizarreries de l'antiquité païenne qui
avait peuplé l'univers de spectres de toute sorte, et
dans les conceptions mythologiques qui fourmil-
laient de dieux.

Aristote avait imaginé un grand nombre d'intelli-
gences secondaires destinées à présider aux mouve-
ments des corps célestes. A côté de visionnaires qu'on
admirait et que la tradition et l'histoire ont célébrés,
on voyait de malheureux hallucinés condamnés sans
pitié à brûler sur des bûchers.

Les philosophes, les théologiens et les médecins du
XVe et du XVIe siècle sont tous unanimes dans leurs
croyances à la sorcellerie; Bodin, Boquet, Ambroise
Paré, Fernel, entraînés par les idées du siècle, ad-
mettent sans contrôle toutes les interprétations surnaturelles dans les questions de pathologie cérébrale,
et ce n'est qu'à la Renaissance que les esprits mieux
éclairés commencent à douter de ces principes qu'on
avait érigés en vérités de premier ordre.

A la fin du XVIe siècle, le jurisconsulte Alciat,
Montaigne, Leloyer, etc., osent enfin affirmer haute-
ment que la démonolatrie est une maladie qui n'a
rien de divin ou de diabolique.

Dès ce moment l'histoire de la folie commence une
ère nouvelle qui ne doit presque plus être troublée
dans sa marche progressive.

Au XVIIe siècle l'esprit humain semble se régé-
nérer sous le souffle puissant des idées nouvelles et

surtout sous l'influence incontestable des conceptions admirables et des brillantes découvertes des Bacon, des Descartes, des Pascal, des Leibnitz, des Newton, etc.

La méthode expérimentale appliquée par Bacon dans l'ordre physique et par Descartes dans l'ordre psychologique, produit une grande révolution philosophique, caractérisée surtout par le sensualisme et le spiritualisme dont l'immense influence doit se faire sentir jusqu'à nos jours.

L'histoire nous montre ses plus grandes figures représentant chacune des principes bien arrêtés et assez puissants pour se perpétuer à l'infini. Nous voyons tour-à-tour les sensualistes Hobbes et Locke, les pieux solitaires de Port-Royal, les Sacy, les Nicole, les Arnauld, l'épicurien Gassendi, le sceptique Lamothe Le Vayer, le cartésien Malebranche, le panthéiste Spinosa, Bayle le critique ; les physiciens Galilée et Torricelli, Képler et Tycho-Brahé, Tournefort et ses classifications des plantes, etc.

A cette même époque Harvey découvre la circulation du sang.

L'esprit humain ne s'était jamais élevé si haut dans toutes les connaissances humaines.

Les luttes religieuses qui avaient agité l'Europe au XVIe siècle, la grande révolution philosophique, littéraire et scientifique du XVIIe amènent naturellement pour le siècle suivant le désir des réformes sociales qui doit ébranler tous les esprits et inspirer à Voltaire son *Essai sur les mœurs*, à Montesquieu *L'esprit des lois* et à Rousseau *Le Contrat social*.

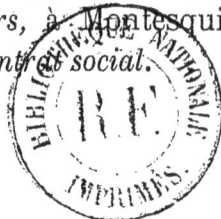

Baillou, Nicolas Lepois, Félix Plater, Bonnet, Sylvius, Sennert détruisent peu à peu ce vieil édifice de superstition et de mysticisme, et effacent, non sans effort, les dangereux préjugés des siècles précédents.

Sydenham, sans s'occuper spécialement des affections mentales fait notablement progresser les sciences médicales.

Willis, appliquant partout sa théorie sur les esprits animaux, explique la manie par leur effervescence qui se produit de la même façon que le résultat du contact de certains réactifs avec des acides concentrés.

Au XVIIIᵉ siècle les grandes découvertes et les idées philosophiques brillamment établies produisent déjà d'immenses résultats et impriment aux sciences médicales en particulier un élan éminemment favorable.

La pathologie mentale commence à s'asseoir sur des bases plus solides. Les décisions des théologiens ont beaucoup diminué de leur influence et n'empêchent plus les hommes éclairés de secouer le joug pour marcher en avant.

L'anatomie pathologique fait de rapides progrès et le solidisme sape par leurs bases toutes les théories humorales.

Vieussens, quoique chimiatre et humoriste, produit de remarquables travaux sur l'anatomie du système nerveux.

Morgagni étudie avec précision les lésions organiques du cerveau.

Boerhaave, Sauvage, Lorry et surtout Cullen amènent rapidement les esprits vers les idées de l'Ecole moderne, et préparent l'avènement de l'irritabilité et de la sensibilité.

A cette époque encore, quoique peu reculée de nous, toutes ces théories n'étaient pas suffisamment établies pour pouvoir profiter à la pratique de l'aliénation mentale.

Les malheureux fous, considérés comme des bêtes féroces et curieuses qu'on montrait pour de l'argent, vivaient dans des cabanons infects, véritables cloaques, dispersés çà et là dans les prisons et quelques maisons de refuge.

En 1792, au moment où la société ébranlée dans sa base par les idées nouvelles qui devaient s'élever en quelques instants sur les ruines d'un passé détruit à jamais, il a fallu que Pinel, fort de sa science, invoquât, pour les déshérités de l'intelligence, les droits de l'homme, qu'on célébrait de toutes parts, pour faire tomber ces chaînes qui couvraient ces malheureux aliénés, voués à la mort et devenus dès lors des malades que l'humanité ne pouvait plus se refuser à faire soigner.

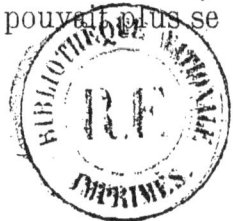